Nina Kanchura

LA PILLOLA MAGICA

SAGGIO DEMOCRATICO

COME VIVERE MEGLIO E PIÙ A LUNGO

Youcanprint *Self-Publishing*

INDICE

I contenuti del libro si riferiscono a studi, conoscenze ed esperienze personali dell'autrice.

Dedicato alla nonna Nina e alla mia famiglia

"Il mio sogno non è soltanto diventare una ballerina sulle punte in un soffice tutù... Desidero inventare una pillola magica che fa passare tutte le malattie! Per sempre!"

N.K. all'età di sei anni

"Solo ora, con la mia mano bruciata, ho il diritto di scrivere sulla natura del fuoco."

Gustave Flaubert

È possibile, per gli esseri umani, vivere sulla Terra più a lungo?

Qual è la vera causa delle nostre malattie?

PENSIERO DEMOCRATICO 1

L'ESSERE UMANO È UNA "MACCHINA ORGANICA" PERFETTA.

Secondo i principi della Teoria Evoluzionistica di Charles Darwin, dopo un processo evolutivo severo e crudele, durato miliardi di anni, non c'è alcun dubbio: l'Homo Sapiens è un risultato finale *perfetto*. Questa conclusione conferma che l'uomo moderno dovrebbe essere in piena salute fisica e mentale, per affrontare tutti i problemi e le gioie della vita, fino all'età di oltre cent'anni.

Che cosa impedisce al genere umano il raggiungimento di questo obiettivo?

PENSIERO DEMOCRATICO 2

LA SALUTE È NELLE MANI DEL SISTEMA DIGERENTE.

L'apparato digerente è molto complesso, lo abbiamo studiato sui libri di scuola. Ma ci rendiamo conto di questo soltanto da adulti, quando cominciamo ad avere qualche disturbo o problema con l'intestino. Cerchiamo le risposte al nostro malessere ripassando mentalmente tutte le lezioni di anatomia. Il primo organo al quale pensiamo è lo stomaco, sapendo che è proprio lì che avviene la digestione.

Verifichiamo la veridicità della nostra supposizione facendo un breve excursus sull'apparato digerente.

Il sistema digerente si compone di: bocca, faringe, esofago, stomaco, intestino tenue, duodeno (la parte iniziale dell'intestino tenue, quella che ci interessa particolarmente) e intestino crasso.

La digestione inizia nella _bocca_. La saliva contiene molte sostanze importanti per trasformare il cibo, come l'_amilasi salivare_, un enzima che idrolizza (divide) l'amido, il _lisozima_, una sostanza che elimina i batteri indesiderati, e l'_endonucleasi_, che distrugge i virus.

Il _bolo_ alimentare viene spinto nella faringe e passa nell'esofago, lungo circa 25-30 centimetri. Successivamente, grazie ai movimenti peristaltici generati dalle contrazioni muscolari e per mezzo della valvola cardioesofagea, l'impasto di cibo frammisto e saliva arriva nello _stomaco_, l'organo più ampio del sistema digerente, a forma di sacco. Qui la poltiglia si mescola con il muco, l'acido cloridrico e il pepsinogeno, che riducono le particelle di cibo presenti in sostanze assorbibili. La consistenza raggiunta dopo tale trattamento si chiama _chimo_. Attraverso un orifizio detto _piloro_, la sostanza liquida ottenuta giunge nell'intestino tenue il quale, insieme all'intestino crasso, è lungo quasi otto metri.

Nell'*intestino tenue*, che ha una lunghezza media di cinque metri, avviene la digestione delle proteine, dei carboidrati e quella iniziale dei grassi, nonché l'assorbimento delle sostanze nutritive. Tale tratto intestinale è formato dai *villi*, i quali, coprendo circa trecento metri quadrati di superficie, garantiscono l'assorbimento corretto delle sostanze nutritive e la protezione dai batteri indesiderati. L'arrivo del chimo nel segmento corto dell'intestino tenue, ossia il *duodeno*, lungo all'incirca tra i venticinque e i trenta centimetri, stimola la produzione di alcuni ormoni -la *secretina* e la *colecistochinina*-, che mettono in moto le ghiandole più importanti per la nostra digestione, ovvero il *pancreas* e il *fegato*.

Il pancreas, situato al di sotto dello stomaco, è il maggior produttore di alcuni enzimi di vario tipo che aiutano a scomporre strutture biochimiche complesse in strutture più semplici. È questa la sua attività più interessante, soprattutto per l'argomento trattato nel testo, perché riguarda anche la *scomposizione delle proteine dei cereali*. Altri enzimi trasformano gli amidi in zuccheri semplici e i trigliceridi in acidi grassi e glicerolo.

La *bile* del fegato completa la scomposizione dei lipidi.

Il fegato, posto inferiormente al diaframma, è la ghiandola più voluminosa del corpo umano. Le sue funzioni sono molteplici e tra esse vi è quella digestiva, ovvero la produzione della bile: una parte di quest'ultima arriva direttamente nel duodeno, dove avviene la trasformazione dei grassi, delle proteine e dei carboidrati, mentre la porzione rimanente va ad accumularsi nella *cistifellea*, un sacchetto a forma di pera situato alla base del fegato.

Alla digestione contribuiscono, oltre al fegato e al pancreas, alcuni enzimi prodotti dalle ghiandole duodenali.

È importante che anche le vie biliari e il *dotto di Wirsung*, attraverso il quale la bile e gli enzimi pancreatici penetrano nel duodeno, siano sani e non compromessi.

Nell'*intestino tenue "fisso"*, ulteriore e specifica denominazione del segmento intestinale duodenale, il chimo viene trasformato in *chilo*.

Come possiamo ben comprendere, *la parte più importante della digestione ha luogo nel duodeno*, motivo per il quale questo tratto dell'intestino svolge un ruolo fondamentale nell'apparato digerente.

Di conseguenza, il duodeno e i villi dell'intestino tenue sono le zone più colpite dall'intolleranza al glutine.

L'ultima fase della digestione avviene nell'*intestino crasso*, che ha il compito di completare l'assorbimento dell'acqua e dei sali minerali, e termina con l'espulsione dei residui di cibo non digerito.

Abbiamo concluso un breve percorso esplicativo di anatomia umana per capire alcuni ragionamenti successivi.

***

Se l'intestino è sano, anche noi stiamo bene in salute e il nostro umore ne trae giovamento. Il 90% della serotonina, l'"ormone della felicità", si sintetizza nelle pareti dell'intestino tenue.

La serotonina (5-HT) è un neurotrasmettitore e condiziona il nostro benessere psicofisico. La sua mancanza o alterazione può provocare seri cambiamenti, perché incide sulla regolare funzione ormonale dell'*ipofisi*.

È davvero singolare come modificazioni del livello di serotonina nel sangue possano portare a:

- fibromialgia
- ipersensibilità al dolore
- problemi di tono vasale
- difetti di coagulazione del sangue
- ipo e ipertensione
- sindrome premestruale
- problemi all'apparato riproduttivo
- aggressività;
- sbalzi d'umore;

- attacchi d'ansia e/o di panico
- disturbi del sonno
- bruxismo
- depressione
- "dipendenze" di vario tipo
- disturbi del comportamento alimentare
- emicrania
- problemi di memoria e di concentrazione,

come parziali conseguenze della *disfunzione dei sistemi endocrino, cardiovascolare e muscolare.*

All'interno delle pareti dell'intestino è presente il *sistema nervoso metasimpatico.* Formato da circa cento milioni di neuroni, esso è un vero e proprio "cervello addominale". La *mucosa intestinale*, invece, svolge sorprendentemente la funzione di sistema immunitario e di "barriera" per batteri e virus.

Tutto ciò dimostra quanto sia importante, per il nostro benessere fisiologico e neurologico, la salute del sistema digerente.

PENSIERO DEMOCRATICO 3

IL SISTEMA ENDOCRINO È IL CENTRALINO DELLA NOSTRA MACCHINA ORGANICA PERFETTA.

Il sistema endocrino è costituito dall'insieme di tutte le ghiandole a secrezione interna o *ghiandole endocrine*: ipofisi, ipotalamo, tiroide, paratiroidi, pancreas, ghiandole surrenali, ghiandole sessuali (ovaie, testicoli), timo ed epifisi. Prive del dotto escretore, esse sono invece provviste di una ricca rete di *vasi sanguigni*, nella quale versano le sostanze da loro stesse prodotte: *gli ormoni*, messaggeri chimici che arrivano agli organi bersaglio influenzandone l'attività.

La *riproduzione degli ormoni* in quantità corretta è fondamentale per la funzione regolare del nostro organismo. Attraverso gli ormoni il sistema endocrino svolge compiti regolatori del metabolismo, dei processi dell'accrescimento o della riproduzione.

PENSIERO DEMOCRATICO 4

IL GENERE UMANO È GENETICAMENTE INTOLLERANTE AL GLUTINE.

Tutto il genere umano è geneticamente intollerante al glutine e lo è soprattutto nelle quantità attuali, perché il *glutine*, o meglio, il *"super glutine"* contenuto nel frumento è il frutto di un lavoro selettivo mirato durato circa duecento anni e oggi è presente nelle farine raffinate, in quasi tutti gli alimenti confezionati di produzione industriale a lunga conservazione e in varie additivi e coloranti alimentari.

PENSIERO DEMOCRATICO 5

L'INTOLLERANZA AL GLUTINE, CON IL PASSARE DEL TEMPO, PUÒ DIVENTARE CELIACHIA E GENERARE ULTERIORI PATOLOGIE AUTOIMMUNI.

La celiachia è un vero e proprio *rifiuto categorico e spietato del glutine dall'organismo umano che, con il trascorrere del tempo, se ignorato, <u>potrebbe dare una risposta oncologica e mutare la nostra genetica</u>.*

L'intolleranza al glutine, meno radicale, si manifesta attraverso diverse patologie che non colleghiamo mai all'insofferenza verso tale sostanza. All'inizio essa colpisce, solitamente, le vie intestinali e successivamente altri organi vitali, come risultato di una *risposta autoimmune anomala al glutine*, proteina complessa dei cereali la quale, essendo, purtroppo, particolarmente tossica per il fegato e per l'organismo dell'uomo nel suo complesso, può causare anche <u>*epatiti autoimmuni*</u> e <u>*anemie*</u>.

L'intolleranza al glutine provoca gradualmente un'infiammazione cronica della mucosa dell'intestino tenue e la distruzione parziale o totale dei villi intestinali, che produce necessariamente, a sua volta, l'atrofia dell'intestino e poi, di seguito, il malassorbimento delle sostanze nutritive, con conseguenti patologie di rilevante gravità.

La celiachia è una malattia autoimmune acquisita dopo anni di "sopportazione" intollerabile del glutine e può, in effetti, definirsi come l'ultimo stadio dell'intolleranza a tale proteina (atrofia dei villi intestinali). L'organismo di un celiaco è stato già distrutto dal glutine, più precisamente dalla gliadina, e non ne tollera più alcuna presenza, neanche in dosi minime. Le diverse <u>patologie</u> dovute all'intolleranza al glutine possono dividersi in due categorie, che si incrociano e si manifestano contemporaneamente con combinazioni differenti in ogni individuo:

1. **Patologie dovute al malassorbimento di sostanze nutritive.**
2. **Patologie dovute alla risposta immunologica dell'organismo al glutine.**

Il cosiddetto "malassorbimento" è l'insufficienza nell'assorbimento delle sostanze nutritive a livello intestinale. Le conseguenze del malassorbimento sono numerose e piuttosto gravi per il nostro organismo. Eccone alcune:

- Avitaminosi, come la carenza di Vitamina D o B12, di Ferro, Calcio, Zinco, Magnesio e di altre vitamine e sostanze;
- anemia;
- osteoporosi;
- crampi muscolari, soprattutto intestinali;
- demineralizzazione dentale, carie anomala, eccessiva formazione dei calcoli dentali (tartaro), ingiallimento dello smalto, stomatite aftosa, gengivite, parodontite, fragilità dentale;
- calvizie maschile e femminile;
- diabete di tipo 2;
- disturbi del metabolismo, obesità;
- infrazione del sistema endocrino;
- infertilità maschile e femminile, impotenza;
- diverse anomalie legate alla gravidanza (il rischio di un aborto spontaneo, parto prematuro, perdita precoce di latte, ecc.);
- ritardi nella crescita infantile;
- autismo;
- disturbi psicosomatici, attacchi d'ansia, depressione, irritabilità;
- disturbi del sonno;
- svenimenti a breve termine;

- neuropatie periferiche (bruciore cutaneo, formicolio, intorpidimento, debolezza);
- invecchiamento precoce: peggioramento della vista e dell'udito, della memoria e delle capacità connettive, conoscitive e cognitive

e così via.

La categoria delle malattie autoimmuni è una classe di patologie con immuno-risposta anomala caratterizzate dallo sviluppo di anticorpi che, anziché difendere, attaccano gli organi e i tessuti sani del nostro organismo.
A tutt'oggi esistono più di ottanta patologie autoimmuni, divise in due gruppi: *sistemiche* e *organospecifiche*.

PATOLOGIE SISTEMICHE

Malattie che riguardano un sistema di organi

- patologie del sistema linfatico
- malattie autoimmuni dell'apparato respiratorio;
- artrite reumatoide;
- artrite psoriasica;
- pancreatite autoimmune;
- diabete autoimmune;
- tiroiditi autoimmuni;
- lupus eritematoso;
- sclerosi sistemica;
- epatiti autoimmuni;
- nefrite autoimmune;
- uveiti autoimmuni;
- herpes autoimmune;
- malattie autoimmuni virali;
- malattie neurologiche di natura autoimmune e altre patologie.

<u>*PATOLOGIE ORGANO-SPECIFICHE*</u>

Malattie che riguardano organi specifici

- patologie del fegato e dell'apparato digerente;
- cirrosi biliare primitiva;
- insufficienza pancreatica;
- patologie renali;
- malattie della milza e del sistema linfatico;
- patologie del sistema circolatorio;
- cardiopatie;
- patologie ematologiche;
- tonsillite, faringite, sinusite, otite;
- patologie dell'apparato respiratorio (asma, asma bronchiale allergico);
- ipo e ipertiroidismo;
- patologie della pelle;
- menopausa precoce;
- patologie dell'apparato riproduttivo;
- disturbi neurologici e neuropatie periferiche;
- nevralgie;
- patologie oculari;
- patologie oncologiche.

In sintesi, sotto il mirino ci sono tutti gli organi vitali del corpo umano.

La domanda che sorge spontanea è:

"Quale *agente indesiderato* provoca questa reazione autoimmune così violenta, che distrugge il nostro organismo?".

Il *glutine* o, più precisamente, <u>*la gliadina*</u>.

Due parole sul glutine…

Glutine, di derivazione latina, significa "colla".

Trattasi di una proteina complessa che, nella definizione, include e rappresenta le proteine dei cereali: la *glutenina* e la *gliadina* del frumento, l'*ordeina* dell'orzo, la *secalina* della segale e l'*avenina* dell'avena. Di particolare interesse è <u>*la gliadina*</u>, considerata la più tossica per il nostro organismo, perché non può essere assimilata regolarmente a causa della non adeguatezza dell'apparato digerente a svolgere tale compito, sia a livello fisiologico, sia per insufficienza enzimatica. Nel duodeno, sfortunatamente, la sostanza proteica in questione non è scomposta correttamente e così passa nell'intestino tenue sotto forma di molecola *complessa* e non *semplificata,* come invece dovrebbe essere. Conseguentemente, la sua struttura non viene "riconosciuta" dal procedimento biochimico di trasformazione fisiologicamente previsto, provocando una immediata e legittima risposta del nostro sistema immunitario, con l'attivazione di alcuni anticorpi che, reagendo in modo anomalo, attaccano gli organi e i tessuti sani dell'organismo.

Negli ultimi duecento anni, come risultato di un lavoro selettivo mirato soprattutto a fini commerciali, la quantità di glutine e, di conseguenza, di gliadina, contenuta nei cereali è notevolmente aumentata, danneggiando sempre di più, con il passare del tempo, il nostro sistema immunitario. In particolare, a partire dalla metà degli anni Settanta, il grano è stato modificato geneticamente con una percentuale maggiore di glutine attraverso l'incrocio di varie spighe. Il *Superglutine,* termine riferito alla più alta quantità della sostanza presente nel frumento che consumiamo quotidianamente, garantisce maggiore elasticità agli impasti dei prodotti lievitati ottenuti mescolando acqua e farina, a discapito della salute. Pensiamo a come sia drasticamente cambiata la nostra alimentazione, con l'incremento dell'utilizzo delle farine bianche di grano, in soli settant'anni dal secondo dopoguerra. In ogni caso, nonostante cinquemila anni di consumo sistematico di cereali siano tanti per l'umanità, essi sono sempre pochi nei confronti dei miliardi di anni di evoluzione della specie umana che non li considerava alimento della propria dieta.

Nell'attuale "Era delle navicelle spaziali", la nostra conoscenza dei "corpi celesti" è, malauguratamente, più estesa di quella sui "corpi umani" e sulla loro alimentazione.

La *celiachia* è un estremo, assoluto e inconfutabile rifiuto del glutine dal nostro organismo, anche in dosi minime (le cosiddette "tracce di glutine"). A tale patologia autoimmune si arriva dopo anni di intolleranza genetica al glutine. Attualmente il morbo celiaco è considerato **una malattia multi-sistemica, con svariate manifestazioni cliniche**. Difatti, la celiachia si manifesta con sintomi a livello intestinale ed extra intestinale.

La ***gliadina*** viene identificata dal sistema immunitario come un **"agente indesiderato" da eliminare** e questo processo avviene con *una reazione anomala del nostro organismo*, ovvero dello stesso sistema immunitario, il quale "impazzisce" e, anziché proteggere, attacca e porta alla distruzione degli organi e dei tessuti sani.

La Medicina attuale ci aiuta a superare le conseguenze dei danni provocati dal consumo di glutine in quantità "industriale", ma non salva le persone dalla condanna dell'ammalarsi e soffrire.

Vorrei ancora una volta sottolineare come il corpo umano sia una "macchina organica perfetta", in grado di vivere la vita in piena salute e più a lungo, se non fosse disturbato da alcuni fattori esterni "superficiali", in questo caso da *un'alimentazione sbagliata*.

Oggi possiamo scegliere la nostra dieta alimentare, finalmente non siamo più costretti ad assumere qualsiasi prodotto commestibile pur di sopravvivere.

La vita, per quanto breve, deve essere priva di sofferenze!

Il malessere è una condizione anomala dell'organismo!

Tutte le malattie a carattere autoimmune sono patologie croniche <u>acquisite</u> in seguito a una risposta immunologica alla gliadina, con l'esternazione di sofferenze che richiedono quotidianamente l'uso di medicinali e il rischio di effetti collaterali non indifferenti.

Si potrebbe pensare che queste "risposte" autoimmuni siano "casuali" e "imprevedibili" combinazioni biochimiche, ormonali e genetiche a noi sconosciute. Ma perché tutto questo accade a un individuo e non a un altro?

Un giorno, forse, sarà possibile elaborare una *"carta di previsione della salute"* di ogni essere umano, per poter prevenire ed evitare le malattie e le mutazioni di ogni genere.

Cosa possiamo fare nell'immediato?

La risposta è semplice:

<u>Seguire una dieta senza glutine</u>!

In tal modo rendiamo più efficaci le terapie, perché questa dieta ottimizza la qualità nell'assorbimento dei medicinali da parte dell'intestino. Di conseguenza, con molte probabilità, nelle strutture ospedaliere, un'alimentazione senza glutine potrebbe migliorare l'effetto delle cure mediche e anticipare la guarigione dei pazienti.

In passato la celiachia veniva considerata una malattia genetica rara che si manifestava in tenera età, con sintomi intestinali talora molto fastidiosi e aggressivi. A mio parere, la celiachia è sicuramente una patologia genetica, perché il *non tollerare il glutine fa parte della genetica dell'organismo umano*, ma non è da ritenersi malattia "rara", poiché, al contrario, è "raro" essere tolleranti alla gliadina.

Oggi, esaminando gli ultimi dati, l'1% della popolazione mondiale è ufficialmente celiaca. Non c'è ancora, adesso, la possibilità di fare lo screening globale dell'intolleranza al glutine e non possiamo parlare di numeri certi, poiché non ci sono test abbastanza sensibili al glutine ed essi non sono accessibili a tutti. Osservando, però, l'elenco delle patologie che ci accomunano e ci rendono "simili", c'è da riflettere e pensare…

NOI NON SIAMO POLLI!

O meglio, *non abbiamo*, a differenza di tali animali, *il sistema digerente e la composizione enzimatica che determina nell'intestino la perfetta scomposizione della gliadina*, la proteina principale colpevole dei nostri malesseri. L'intestino di qualcuno di noi, con il tempo, ipoteticamente, riesce a sviluppare *anticorpi antigliadina*, ma sono casi rarissimi: consideriamo questi individui sani "come un pesce", se la cavano abbastanza bene, nonostante la dieta ricca di glutine. **I polli assimilano naturalmente la gliadina e si cibano esclusivamente, o perlopiù, di cereali.** Con molte probabilità, i pennuti di tale specie *possono essere utili per identificare quale enzima potrebbe essere aggiunto nei nostri prodotti alimentari* al fine di "salvarci" dai danni dell'eccessiva presenza di glutine nei cibi di produzione industriale.

Non potendo, a breve, cambiare le abitudini e la mentalità delle persone, ci vorrà del tempo anche per modificare i processi tecnologici di produzione industriale degli alimenti, ai quali siamo "affezionati". Per ora, potremmo accontentarci di inventare una *"Pillola Magica", che contenga tutti gli enzimi necessari, con la quale poter mangiare e assimilare qualsiasi prodotto alimentare senza subire danni.*

Ma la mia "Pillola Magica" è già pronta!

È la **dieta naturale senza glutine!**

Una dieta "prescritta" dalla Natura stessa, dopo miliardi di anni di ricerche e selezioni, per prove ed errori, dovute all'intelligenza della fisiologia umana, sempre pronta a sostenere la nostra salute fino a quando l'uomo, anziché interrogarsi e ricercare la vera causa delle malattie contratte, non inizia a distruggere il proprio benessere psicofisico con superficialità e ignoranza attraverso soluzioni facili e veloci, ricche di "pastiglie e gocce".

NON DIAGNOSTICARE L'INTOLLERANZA AL GLUTINE, A LUNGO ANDARE, DISTRUGGE IL NOSTRO ORGANISMO E CAUSA MORTE PREMATURA.

Cosa fare per migliorare la nostra salute?

PENSIERO DEMOCRATICO 6

I NOSTRI PICCOLI MALESSERI QUOTIDIANI POSSONO ESSERE SEGNALI D'INTOLLERANZA AL GLUTINE.

"Specchio, Specchio delle mie brame..."

AUTOTEST 1

Ogni mattina, davanti allo specchio, ripetiamo quotidianamente gli stessi gesti: scrutiamo bene il nostro volto, osserviamo se ci sono i segni evidenti della notte appena trascorsa, il colore della lingua, gli "occhi da panda", i denti ingialliti. È questo il primo autotest che facciamo tutti i giorni quasi automaticamente, senza dargli alcuna importanza, e invece sono proprio tali verifiche che possono aiutarci a capire il nostro stato di salute. Per esempio, la lingua deve essere liscia e color rosa.

AUTOTEST 2

Verificare la presenza di:

- sensazione diffusa di pesantezza dopo aver mangiato, disagio, malessere intestinale, meteorismo, un eccessivo gonfiore addominale (pancia a effetto "pallone");
- forti crampi intestinali e muscolari;
- mal di schiena;
- frequenti mal di testa;
- capogiri e vertigini al mattino, a stomaco vuoto o dopo aver mangiato;
- intolleranze alimentari: al lattosio, alla soia, al lievito e ad altri alimenti;

- allergie non alimentari: al polline, agli acari, al nichel, ai peli di animali e ad altro;
- allergie stagionali.

AUTOTEST 3

- fragilità delle unghie e dei capelli;
- calvizie maschile e femminile;
- demineralizzazione dentale, carie, gengivite, stomatite aftosa, parodontite;
- alitosi;
- candidosi orale;
- occhi arrossati;
- stanchezza cronica, colpi di sonno incontrollabili.

AUTOTEST 4

- prurito sulla superfice del muscolo estensore degli arti;
- dermatiti;
- orticaria;
- eccessiva comparsa di nei sulla pelle;
- placche psoriasiche;
- micosi autoimmune permanente;
- candidosi vaginale autoimmune permanente resistente ai farmaci;
- Herpes labiale;
- Herpes Zoster (fuoco di Sant'Antonio).

AUTOTEST 5

- arti molto freddi o troppo caldi;
- eccessiva sudorazione, a prescindere dalla temperatura rilevata nell'ambiente nel quale ci si trova o dal proprio stato emozionale;
- diminuzione della vista;
- riduzione dell'udito;
- perdita di sensibilità olfattiva e gustativa;
- ipo e ipertensione.

Praticamente, tutto ciò che non appartiene a uno stato fisiologico "normale".

Il malessere è una condizione anomala per l'organismo umano e lo possiamo verificare osservando il nostro corpo.

Naturalmente, affermare ciò non significa che queste manifestazioni sintomatologiche si presentino contemporaneamente tutte insieme. Ma, se esse si evidenziano in combinazioni differenti per un tempo abbastanza prolungato, è meglio sottoporsi a qualche accertamento medico.

PENSIERO DEMOCRATICO 7

LA CELIACHIA PUÒ ESSERE "SILENZIOSA".

La celiachia e l'intolleranza al glutine talvolta sono "silenziose": le analisi del sangue, la biopsia dei villi intestinali e gli attuali test d'intolleranza possono dare esito negativo, ma gli "autotest" e le nostre patologie dimostrano l'esatto contrario.

Per esempio, nel caso di asma bronchiale allergico autoimmune, come risposta immunologica dell'organismo proprio al glutine: nonostante definirlo "silenzioso" sia un po' difficile, soprattutto a causa della tosse soffocante, esso viene molto spesso scambiato dalla medicina ufficiale per una semplice conseguenza di bronchiti croniche e non è considerato come possibile sintomatologia celiaca o d'intolleranza al glutine.

Nella maggioranza dei casi il sospetto di avere la celiachia oppure l'intolleranza al glutine sorge in età adulta, quando abbiamo già un elenco completo di varie patologie acquisite nel tempo che possono "confondere" i risultati del nostro "screening celiaco". Un motivo per riflettere…

Si consiglia, affinché lo screening della celiachia sia completo, di effettuare i seguenti test:

- il **test salivare**, per verificare la *presenza di anticorpi anti-transglutaminasi nella saliva*. Purtroppo, oggigiorno, viene somministrato solo ai bambini. È auspicabile, data l'attuale "epidemia" celiaca della popolazione, che tale possibilità sia accessibile a tutti il più presto possibile;
- l'**esame ematologico** (presenza di *anticorpi anti-endomisio, anti-transglutaminasi e anti-gliadina*): esso non garantisce l'esito positivo alla celiachia o sensibilità al glutine;
- il **test HLA** (*antigene leucocitario umano*): è il test genetico, che permette di identificare la predisposizione genetica allo sviluppo della celiachia;

- la **biopsia dei villi intestinali**: verifica l'*atrofia dei villi*, ma non è una garanzia definitiva, perché la celiachia potrebbe presentarsi anche senza la distruzione dei villi.

Nel caso in cui la biopsia dei villi intestinali e il resto degli esami dovessero risultare negativi, si potrebbe richiedere la **verifica della presenza di anticorpi antigliadina nelle urine, nelle feci e nelle superfici delle mucose dei vari organi** (tonsille, reni, polmoni, ecc.) coinvolti nelle varie patologie.

Purtroppo, attualmente, *la biopsia dei villi intestinali è il solo test che certifica definitivamente, a livello medico, l'individuo come "celiaco"*. Nell'eventuale positività agli altri test enumerati, si considera il paziente soltanto "intollerante" o "sensibile" al glutine.

Tenendo conto delle gravi conseguenze causate dalla celiachia sul feto e sulla crescita del bambino, si consiglia vivamente di effettuare lo screening celiaco alle *donne in gravidanza* o, ancora prima di aver preso la decisione di avere un bambino, a entrambi i genitori.

Il triangolo d'oro

È sorprendente notare come un organismo giovane possa mostrare segni di invecchiamento precoce. Per esempio, l'esame del sangue potrebbe evidenziare indicatori da non sottovalutare:

1. Colesterolo alto (ipercolesterolemia);
2. Anemia (basso livello di ferro);
3. Alto livello di *eosinofili*, come indice di allergie in corso.

Questo "Triangolo d'Oro" è di particolare interesse perché appare in età giovanile, quando l'attenuante dell'"età avanzata" non può funzionare come giustificazione.

Il "triangolo d'oro" è una conferma dell'intolleranza al glutine e dei danni già procurati al nostro organismo.

***

Con il passare del tempo, non diagnosticare l'intolleranza al glutine porta serie complicanze all'apparato intestinale e a quello endocrino e provoca danni agli organi vitali a effetto "domino" o "castello di carte". *In età adulta, alla diagnosi "celiaco" o "celiaca" si arriva con l'organismo già distrutto dal glutine.* Nel peggiore dei casi può manifestarsi una risposta oncologica. Tuttavia anche un banale mal di testa, se si presenta regolarmente, non è mai "banale" e deve mettervi in guardia.

In caso di "silenzio" dei test al glutine (esito negativo), a lungo andare, lo stress prolungato potrebbe essere un acceleratore per scatenare una reazione molto significativa a livello intestinale e confermare all'improvviso, anche con estrema sofferenza fisica, che siamo intolleranti al glutine. Per evitare tale triste epilogo, possiamo immediatamente *riequilibrare la nostra dieta iniziando da subito a limitare il consumo degli alimenti con il glutine e a preferire i prodotti naturali non confezionati agli alimenti di produzione industriale a lunga conservazione, che contengono il glutine come conservante o per altre sue qualità collanti.*

Se, in seguito a sospetta intolleranza al glutine o celiachia, si è deciso di intraprendere in modo autonomo una dieta senza glutine, si ricorda che per effettuare le analisi ematiche e la biopsia ai villi intestinali è consigliabile *alimentarsi per almeno due mesi con una dieta a base di glutine*.

PENSIERO DEMOCRATICO 8

SIETE ANCORA IN TEMPO PER NON DIVENTARE CELIACI: SEGUITE LA DIETA SENZA GLUTINE!

*Il test di reattività al glutine più democratico è sicuramente quello di sperimentare per un mese **la dieta senza glutine**.*
Se, trascorsi trenta giorni, noterete miglioramenti significativi della salute, forse la vostra futura dieta deve essere senza glutine. ***Dopo esservi nutriti per tre anni con questa alimentazione, l'intestino si rigenererà completamente. E, di conseguenza, anche l'organismo ne trarrà giovamento, ripristinando il regolare funzionamento del sistema immunitario.*** Molte delle patologie, acquisite con la dieta a base di glutine, scompariranno e altre non progrediranno.

Durante il periodo della dieta senza glutine, consiglierei di tenere un "diario" e di annotare e datare i cambiamenti nella vostra salute. È importante fare il "test" degli alimenti consumati: 20-30 minuti dopo aver mangiato, verificate se avete brontolio e/o mal di stomaco, gonfiore, mal di testa, mal di schiena.
Tanti prodotti alimentari che non contengono il glutine possono nascondere ***"tracce"*** di esso, a causa del processo tecnologico di elaborazione che non prevede, nella quasi totalità dei casi, il controllo sulla eventuale presenza di glutine. Per esempio, *additivi, conservanti, coloranti e aromi possono contenere glutine o esserne contaminati.* Troviamo queste sostanze in quasi tutti i prodotti alimentari confezionati di produzione industriale, comprese le bevande e le bibite.

In una dieta senza glutine, se non riuscite a fare a meno di acquistare alimenti in belle confezioni, è molto importante leggere l'etichetta del prodotto: deve essere espressamente scritto che esso è senza glutine oppure è fondamentale la presenza del marchio "Spiga Barrata" o la scritta "Gluten Free".

***

Ma…da dove provengono l'intolleranza al glutine e la celiachia? Da quando ci siamo accorti di questo problema? Facciamo un passo indietro.

Nella storia della civiltà, i cereali sono apparsi circa diecimila anni fa. Com'era l'alimentazione dei nostri antenati?

*Prima dell'***ERA dei CEREALI***, probabilmente, ci si alimentava con quello che offriva la generosa Madre Natura: radici, bulbi, ortaggi, frutta, pesce di fiume e di mare, volatili e piccoli animali del bosco; qualche volta, quando c'era un po' di fortuna, la carne di un grande predatore. E per "dessert": miele, noci e frutti di bosco. Seguendo questo regime alimentare, l'uomo riusciva a gestire senza disturbi psicosomatici tutte le vicissitudini di una vita piena di pericoli e disagi. Con metodo empirico, i nostri saggi antenati sceglievano proprio quegli alimenti che li nutrivano e soddisfacevano sia a livello energetico, sia biochimico, ovviamente secondo la zona geografica e le condizioni climatiche. In questa selezione, crudele e spietata, sopravvivevano soltanto i più sani, i più "intelligenti" e i più forti.

E così è stato per tanti secoli, fino a quando, in una "felice" giornata di freddo invernale, gli uomini furono incantati dagli uccelli che beccavano i "granelli dorati": da quel momento è iniziata

L'ERA CEREALE DELL'UMANITÀ!

PENSIERO DEMOCRATICO 9

GLI ESSERI UMANI NON SONO NÉ POLLI NÉ GALLINE.

***In natura, ogni specie ha il proprio habitat e
una "dieta prestabilita".***

È lecito chiedersi: "Qual è la dieta preziosa per la specie umana dopo miliardi di anni di selezione sofferta? Quali sono gli alimenti offerti dalla natura e predestinati all'uomo?". Per la mucca è l'erba, per i gatti sono i topi, per i polli sono i cereali, per i pesci è il plancton, per i gechi sono gli insetti e così via. Al contrario, gli esseri umani, muniti di intelligenza, riescono a "ingannare" la propria natura e a cibarsi di ciò che desiderano.

Nella dieta della nostra specie, probabilmente, non sono previsti i cereali, perché ***nel corpo umano sono assenti sia il sistema digestivo adatto sia la sufficienza enzimatica per la scomposizione corretta della gliadina, una delle proteine del glutine, che, di conseguenza, diventa molto tossica per l'organismo.***

La scelta, da parte dell'uomo, di adattare i cereali nella propria dieta, non è stata casuale. Osservando la natura, i nostri antenati notarono che i cereali si conservavano bene, soprattutto nel periodo invernale, quando era impossibile trovare qualcosa di commestibile in una terra fredda o "gelata" (all'epoca le temperature erano più rigide) dove anche gli animali andavano in letargo. Questa scelta era, in qualche modo, dovuta alla posizione geografica -i grandi spazi delle pianure Europee- , alla fertilità del suolo, alla facilità di coltivazione e, soprattutto, alla *proprietà dei cereali* di *"conservazione a lungo termine"*. Con il tempo, gli uomini hanno imparato a macinare il grano in farine sempre più raffinate. Il resto lo conosciamo bene…

Il periodo storico nel quale i cereali hanno conquistato una posizione dominante sulla "tavola europea" è stato *il Medioevo* (476-1492).

Sappiamo che l'"Età della Fede" è un'epoca di grande crescita delle città, dei mestieri e del commercio, è l'era dell'inizio delle grandi scoperte geografiche e della prima globalizzazione: scambi senza precedenti delle merci, degli schiavi e di malattie tra i popoli e i continenti. I sacchi di cereali diventano una merce di particolare importanza: si conservano molto bene nelle città e sulle navi dei porti, trasformandosi in un ottimo nutrimento per i topi. Proprio in quegli anni è possibile notare una quantità particolarmente elevata di grandi topi neri, che cominciano a far parte del paesaggio urbano, e anche gli abitanti pian piano iniziano a non meravigliarsi più di questa presenza.

Tutto ciò non sarebbe così grave, se non ci fosse stato un pericolo reale dovuto ai ratti neri, i quali non solo danneggiavano i depositi di grano ma, soprattutto, attraverso l'intensa prolificazione del batterio *Yersinia Pestis* trasmesso dalle proprie pulci, diffondevano la peste bubbonica, che nel Medioevo uccise venticinque milioni di europei.

A quei tempi c'erano anche altre malattie non meno pericolose, come la tubercolosi, la malaria e altre patologie provenienti dai viaggi lontani, oltreoceano.

In ogni caso, tutta la popolazione europea aveva, evidentemente, immunodeficit e malassorbimento di quel poco cibo che mangiava. Considerando il fatto che i cereali erano il principale alimento nella dieta dell'epoca, si può ipotizzare con certezza che l'organismo umano (soprattutto l'intestino, danneggiato dal glutine) fosse facile preda di batteri e virus.

Non avendo i mezzi necessari, la medicina medioevale, impotente, non riuscì a risolvere il problema.

E così va fino a quando, nel XIX secolo, con la scoperta degli antibiotici e grazie alle altre invenzioni della medicina moderna, ebbe inizio con successo la cura e il "salvataggio" dell'umanità dalle conseguenze provocate dal glutine.

È molto interessante notare un particolare di evidenza fisica del malassorbimento e dei cambiamenti a livello genetico: la presenza di bassa statura, calvizie maschile, talassemia, anemia congenita, e altre patologie tipiche, nei popoli dell'area geografica mediterranea del Sud Europa, territorio con maggior consumo di frumento e, in particolare, di farine bianche.

***

E se le malattie infettive, virali e batteriche, fossero di carattere autoimmune, ovvero generate dall'organismo stesso?

Cenni storici

Le ***prime notizie*** scritte sui disturbi legati all'apparato intestinale con i sintomi della celiachia risalgono all'Antica Grecia. Sono stati ritrovati i testi di due "Esculapio", Areteo e Celio di Cappadocia, che descrivono accuratamente i sintomi di un gruppo di pazienti, donne e bambini, con problemi intestinali.

A tale patologia attribuirono il nome specifico di _morbus celiacus_, dal greco "kolia" ovvero "pancia". Grazie alla traduzione di Francis Adams del 1856, questa antica descrizione venne presa in seria considerazione e, a partire da quel momento, è cominciata la storia della celiachia come malattia ufficialmente dichiarata.

La ***storia moderna*** del morbo celiaco inizia nei secoli XVII-XVIII, quando, nel 1669, Vincent Ketelaar pubblica la descrizione di una stomatite aftosa e di altre patologie stomatologiche, che venivano spiegate come risultato del malassorbimento dovuto alla celiachia.

Nel 1887, il pediatra Samuel Gee descrisse molto dettagliatamente la sintomatica infantile della malattia celiaca durante una conferenza al Great Ormond Street Hospital di Londra.

Nel 1908, il dottor Herter pubblicò un trattato in cui evidenziava come alcuni pazienti, con sintomi intestinali, assimilassero gli alimenti a base di grassi con più facilità di quelli a base di carboidrati. Dopo questa pubblicazione, la celiachia sarà denominata con il nome dei due medici – "Gee-Herter".

Il **1950** è un anno decisivo per la storia di tale patologia: il ricercatore Dicke elaborò la tesi secondo la quale i suoi pazienti, bambini con problemi intestinali, miglioravano le condizioni di salute eliminando dalla dieta tutti i cereali. Sulla base di questa osservazione, lo scienziato fece una scoperta importante: la causa dei disturbi dei piccoli pazienti era proprio una sostanza contenuta nei cereali. La ricerca successiva ha confermato la sua tesi. È merito di Dicke se tale sostanza è stata individuata: è _il glutine_!

Nel 1952, per la prima volta, la dieta senza glutine venne applicata come cura dai medici G. McIver e J. French.

Grazie ai ricercatori Paully e March, conosciamo le conseguenze del glutine sulla mucosa intestinale.

Il **1970** è l'anno del primo test di intolleranza al glutine.

Storia di una celiachia

Tutto iniziò divinamente. Venni alla luce senza problemi, nutrita con il dolcissimo latte di mia madre, così buono, pieno d'amore… e anche di glutine, poiché, *se l'alimentazione della donna che allatta contiene cereali, il glutine è presente anche nel suo latte.*

Dopo appena un anno di felicità e salute, iniziò lo svezzamento con l'introduzione del semolino, prodotto della macinazione dei cereali, generalmente frumento, e con l'aggiunta di ulteriori alimenti che contenevano altrettanto glutine. Conosciamo bene i bellissimi barattolini colorati di pappe per bambini, consigliati dai pediatri come alimentazione sicura. Il mio piccolo organismo subì un attacco massiccio di gliadina e le conseguenze furono ben presto evidenti: a tre anni il corpo reagì con adenoidi e tonsille infiammate. Di conseguenza mi ammalavo spesso di influenze, otiti, bronchiti e polmoniti. La sentenza dei medici fu irremovibile: "Via le tonsille, via le adenoidi!".

Negli anni Settanta, la comunità mondiale dei pediatri era unanime nel pensare che "le escrescenze inutili" dell'organismo venissero eliminate il prima possibile. E quanto prima è – tanto meglio!

Purtroppo la mia condanna fu eseguita: mi tolsero le adenoidi e le tonsille e, negli occhi della bambina che ero, si "stampò l'orrore". Per sempre. Ricordo che l'ospedale era affollato di piccoli pazienti come me, con lo stesso identico verdetto. A quel punto, la "macchina organica perfetta" era stata distrutta senza alcuna pietà. Liberando con violenza il corpicino dalle "escrescenze inutili", la mia salute non migliorò e cominciai ad ammalarmi sempre più spesso. Si può ben dedurre che l'intolleranza al glutine si manifestò scegliendo la via inter intestinale, ossia la distruzione degli organi e dei tessuti sani come risposta autoimmune dell'organismo alla gliadina. Gli organi colpiti visibilmente per primi furono le "barriere naturali di prima difesa": tonsille e adenoidi. Probabilmente il mio stomaco era molto più resistente.

Alla domanda di mia madre: "Cosa dobbiamo fare?" - i medici rispondevano: "Bisogna aspettare che cresca. Con lo sviluppo tutto cambierà".

Io crescevo e crescevano anche i miei problemi di salute: i dolori articolari progredirono in artrite reumatoide e la bronchite cronica in asma bronchiale allergico. Il sistema digerente resisteva per quel che poteva. Per fortuna, grazie ai medicinali, come immunosoppressori, cortisonici e antidolorifici, ho potuto sempre condurre una vita quasi normale.

Posso proprio dire di conoscere bene cosa significa avere una crisi celiaca e il successivo collasso fisiologico – "un Inferno in Terra!".

***

Non bisogna mai rischiare di sottovalutare troppo *i nostri malesseri*, neppure i sintomi all'apparenza più trascurabili, perché *possono essere chiari avvertimenti d'intolleranza al glutine*. È assolutamente necessario prenderli seriamente in considerazione per non avere, un giorno, la sorpresa di una diagnosi spiacevole.

PENSIERO DEMOCRATICO 10

L'UNICA SOLUZIONE È "LA DIETA MAGICA".

In questo momento storico diagnosticare la celiachia e l'intolleranza al glutine è abbastanza difficile, perché i test maggiormente utilizzati, come *l'esame del sangue*, non risalendo al DNA, limitano la sicurezza della diagnosi. Allo stesso modo, la *biopsia della mucosa intestinale* non sempre dà esito certo, poiché la superficie e lo strato più interno dell'intestino potrebbero essere danneggiati irregolarmente.

Nonostante l'evidenza di trovarsi al cospetto di un paziente celiaco, oppure intollerante al glutine, i test possono essere tutti negativi e la causa del malessere non sarà mai identificata.

Da tali riflessioni si deduce che **la prova con la dieta senza glutine almeno per un mese** è, a tutt'oggi, l'unico modo, molto democratico e accessibile a tutti, per scoprire la nostra intolleranza al glutine.

La "dieta magica"

1. Prima di ogni pasto principale, prendere un mezzo bicchiere di decotto di semi di lino: aiuterà a rigenerare la superficie intestinale e a togliere l'infiammazione.
2. Bere solo acqua e tisane di malva e menta, latte di riso, di mandorle, di cocco.
3. Verdure, ortaggi e frutta.
4. Carne bianca, pesce, carne rossa magra, bianchi d'uovo.
5. Grano saraceno, miglio, riso, mais e loro farine.
6. Frutta secca, noci, nocciole, semi di girasole e di zucca.
7. Miele e marmellata fatta in casa.
8. Olii vegetali, in quantità limitata.

Tutti gli alimenti indicati devono essere rigorosamente al naturale (privi di additivi, conservanti e coloranti) e senza tracce di glutine.

Nella dieta sono stati *esclusi i latticini, il lievito, i legumi, la soia, la caffeina e i tuorli d'uovo*. L'intestino e il fegato compromessi non tollerano questi alimenti. Dopo il ripristino della regolare funzione intestinale ed epatica, potremmo diventare tolleranti a essi e pian piano tornare a inserirli nella dieta. In questa fase i grassi saturi non vengono assimilati correttamente in caso di celiachia, perché il fegato, facendo parte del sistema digerente, viene colpito tanto quanto l'intestino. Ricordiamo che è proprio *il fegato* che, per primo, cerca di "pulire" l'organismo dalle sostanze tossiche, tra le quali vi è quella di nostro interesse, ossia la gliadina contenuta nel glutine dei cereali. È interessante notare come tale ghiandola sia l'organo fondamentale per la disintossicazione del corpo umano da qualsiasi sostanza che possa nuocergli, un particolare che conferma l'importanza del discorso iniziale.

Il peso medio del fegato è di 1.800 g nell'uomo e 1.400 g nella donna. Secondo le statistiche, *le donne sono più esposte ad avere intolleranze alimentari*, in particolare l'intolleranza al glutine, probabilmente a causa della minore possibilità di disintossicazione dalla gliadina.

Forse per questo motivo, le statistiche che riguardano la celiachia sono tutte al femminile. Presumibilmente, in relazione alle evidenti differenze fisiologiche del sistema digerente, anche le diete alimentari dovrebbero essere leggermente diverse per le donne rispetto a quelle per gli uomini.

La "Dieta Magica" offre tutte le componenti nutritive necessarie al nostro organismo per svolgere le attività quotidiane. L'importante è *cucinare nel modo più naturale e semplice possibile*, meglio se al vapore, conservando le proprietà nutritive e gustative della materia prima. Bisogna evitare i cibi di produzione industriale, che possono contenere glutine o "tracce" di esso negli additivi, nei conservanti e nei coloranti. È preferibile acquistare i prodotti nei mercatini, dai contadini, dai fruttivendoli, nelle pescherie e nelle macellerie di fiducia. È sempre necessario ricordare che gli alimenti *devono essere freschi e naturali*, ovvero "naturalmente" senza glutine.

Oltre alla presenza o all'assenza del glutine, particolare attenzione va prestata al processo di lavorazione e di cottura dei prodotti alimentari, per *evitare la contaminazione da glutine*. Si consiglia, a tal fine, l'utilizzo di stoviglie e pentole separate, dedicate esclusivamente alla preparazione di pietanze e piatti privi di glutine.

"Tra noi ragazze"

Con la "Dieta Magica" le ragazze, giovani e meno giovani, noteranno un cambiamento molto importante: l'infezione causata dalla *candida*, se presente, scompare rapidamente. Poiché in Europa il cinquanta per cento delle donne ha tale spiacevole disturbo, non è difficile supporre che circa la metà della popolazione adulta femminile europea sia intollerante al glutine (la candidosi e la micosi cronica sono risposte immunologiche alla gliadina). Dopo venti giorni di "Dieta Magica", miracolosamente la candida sparisce! ***Questa prova sperimentale conferma il miglioramento della funzione del sistema immunitario.***

Se il vostro *ciclo mestruale* è sofferente e irregolare, anche in questo caso la dieta senza glutine vi "salverà" perché il sistema endocrino comincerà a funzionare correttamente.

Noi donne, naturalmente, vogliamo essere sane e giovani il più a lungo possibile. ***Rinnovando il sistema digerente, rigeneriamo il nostro sistema immunitario e, di conseguenza, tutto l'organismo!***

Rilevante è il miglioramento che si nota su *pelle, capelli e unghie*, che si fortificano, e la minore fragilità è un segno di ripristino del loro nutrimento regolare.

Evidente appare il "ritiro" delle *vene varicose* sulle gambe, delle macchie scure sulla pelle, anche i nei sono sotto controllo e… addio alla *stipsi*! Tutto ciò accade perché migliora il funzionamento epatico, linfatico e quello della nostra tiroide.

È interessante notare il ritorno della *sensibilità olfattiva e gustativa* (la carenza di zinco porta ad avere queste mancanze). La vita torna a "profumare"!

Vorrei spendere due parole su un argomento che interessa quasi tutte le donne occidentali: la *cellulite*. Considerata generalmente un inestetismo naturale del genere femminile, essa è una vera e propria patologia.

Trattasi di una degenerazione della microcircolazione del tessuto adiposo sottocutaneo (ipoderma) e di un mal funzionamento del sistema linfatico. Questo "difetto" è presente solo nelle donne caucasiche, che seguono una dieta a base di cereali. Le donne giapponesi, al contrario, non evidenziano tali problemi proprio perché hanno un'alimentazione tradizionale priva di glutine. La loro menopausa, inoltre, arriva più tardi e con minori conseguenze a livello neuro-fisiologico.

L'assimilazione non corretta dei grassi alimentari da parte del nostro organismo, solitamente legata al malfunzionamento del sistema endocrino ed epatico, provoca il deposito di essi non soltanto nell'epidermide, creando inestetismi, ma anche sulle pareti dei vasi sanguigni, aumentando il livello di colesterolo "cattivo", che causa *problemi cardiovascolari* non soltanto da adulti ma anche in età più giovane.

La *bulimia* e l'*anoressia* possono essere legate all'intolleranza al glutine, perché l'equilibrio biochimico-ormonale sta alla base del metabolismo e del comportamento subcosciente.

La *depressione* ha natura biochimica: se l'equilibrio biochimico-ormonale è compromesso, potrebbe seriamente incidere sull'umore e sul comportamento (comparsa di tristezza, apatia, facilità al pianto, fragilità emotiva, irritabilità, aggressività, autodistruttività).

Per quanto riguarda le diverse *dipendenze* (alcolismo, tabagismo, droga, gioco d'azzardo…), anch'esse sono legate al nostro equilibrio biochimico-ormonale.

È molto importante, per l'organismo, avere un supporto biochimico-ormonale equilibrato come "sostegno" efficace per affrontare la vita in modo costruttivo e ottimista. Seguendo la dieta senza glutine, scompaiono gli *attacchi d'ansia*, gli *attacchi di panico*, gli *svenimenti di breve durata*, i *colpi di sonno*, le *crisi epilettiche*, migliora l'umore, tornano l'ottimismo e la voglia di vivere come quando eravamo adolescenti. In tal modo tutti gli esseri umani assumeranno la loro vera identità, saranno più sani e più buoni. E il mondo sarà migliore.

EVVIVA LA "DIETA MAGICA"!

EVVIVA LA DIETA SENZA GLUTINE!

Ovviamente, a una condizione: *la dieta senza glutine deve durare da uno a tre anni, fino alla completa rigenerazione sia del sistema digerente, sia di quello immunitario* e, insieme a essi, di tutto l'organismo, che inizialmente era sano.

Dopo aver intrapreso la dieta senza glutine, che definirei, a questo punto, "miracolosa", migliora il nostro benessere non solo a livello fisiologico, ma anche dal punto di vista neurologico. Al fine di preservare la vostra salute, *l'unica soluzione è un'alimentazione senza glutine per tutta la vita*!

*****

La dieta senza glutine può essere utile particolarmente:

1. Negli ospedali, per potenziare gli effetti terapeutici, migliorando l'assorbimento intestinale.
2. Per tutte le persone che soffrono di varie "dipendenze" e malattie causate da squilibri biochimico-ormonali.
3. Per la categoria degli sportivi, i quali possono ottimizzare le prestazioni senza l'uso di sostanze dopanti.
4. Per i ballerini-professionisti, per gli sportivi e per chi pratica professioni legate allo sforzo fisico ed emotivo, perché migliora notevolmente la flessibilità muscolare e tendinea, fa diminuire il rischio di traumi e aumentare la resistenza.

Vorrei precisare un dettaglio per quanto riguarda *l'attività fisica*.

La mia esperienza professionale mi permette di constatare come tutte le attività fisiche con sudorazione abbondante (anche quelle passive, ad esempio la sauna o il bagno turco), attraverso la pelle, l'organo più grande del nostro corpo, innescano un processo di disintossicazione naturale da qualsiasi tipo di tossine, compresa la gliadina.

Da sottolineare è il seguente aspetto: gli sportivi, i ballerini e coloro che praticano tutti i giorni attività fisiche di questo genere a livello professionale, sono più sani, si ammalano meno e vivono più a lungo.

Lettera alle future mamme

Carissime, future Mamme,

la gioia più grande di una mamma è vedere il proprio bambino in salute e felice.

Cosa possiamo fare affinché questo sogno diventi realtà?

1. *Un anno prima della decisione* di avere un bambino, consiglio assolutamente di seguire la dieta senza glutine a tutti e due i genitori. Innanzitutto migliorerà la salute di entrambi a livello riproduttivo, risolvendo il problema dell'infertilità, se presente. Dopo tre settimane di dieta senza glutine, scompare la candida della donna, nel caso ne fosse affetta, che per la salute del nascituro è fondamentale. Questa dieta garantisce la stabilità di uno sviluppo sano del bambino nel grembo e previene l'aborto spontaneo.

2. Particolarmente importante è seguire la stessa dieta *durante la gravidanza*, per non rischiare il malassorbimento della madre in caso di intolleranza al glutine non diagnosticata, come spesso accade, e per rinforzare le difese immunitarie.

3. La dieta senza glutine è altrettanto indispensabile nel *periodo dell'allattamento*, per le medesime ragioni: il malassorbimento porta all'impoverimento o alla scomparsa del latte materno, che è invece importantissimo per lo sviluppo sano del piccolo e, ancor di più, perché ***il glutine passa, attraverso il latte materno, al bambino, con gravissime e imprevedibili conseguenze sulla salute del nascituro***.

4. Gli alimenti che contengono glutine non vanno inseriti nello *svezzamento*, poiché potrebbero danneggiare il delicatissimo intestino del bambino e provocare la comparsa e la persistenza del malassorbimento intestinale, con conseguenze molto gravi, tra le quali l'autismo e il ritardo nella crescita infantile.

5. Carissime mamme, la dieta senza glutine vi darà la giusta energia per accudire il vostro bambino, evitando la *depressione post-partum*.

6. **Il sistema immunitario di un essere umano si forma fino all'età di 13-15 anni: per essere sicuri che le difese immunitarie e lo sviluppo non vengano irrimediabilmente compromessi, è meglio che il vostro bambino, fino a questa età, segua la dieta senza glutine.**

CARISSIME MAMME,

VI AUGURO TANTA SALUTE E FELICITÀ!

D'ORA IN POI, DIPENDE TUTTO DA VOI!

PENSIERO DEMOCRATICO 11

"SIAMO TUTTI FRATELLI E SORELLE", SIAMO TUTTI GENETICAMENTE LEGATI.

Le patologie riferite all'intolleranza al glutine appartengono per lo più alle *popolazioni europee*, che si alimentano con una dieta a elevato contenuto di glutine non solo nei cereali (farine bianche di frumento), ma in quasi tutti i prodotti alimentari di produzione industriale.

Nel periodo delle grandi scoperte geografiche, la dieta europea si è diffusa negli altri continenti: nelle Americhe del Nord e del Sud e in Australia, soprattutto dopo la seconda guerra mondiale. Tra i Paesi delle ex colonie, molti hanno subìto la forte influenza culturale da parte degli europei, compresa quella della loro alimentazione, ma la maggioranza di essi ha conservato la propria dieta tradizionale. Un'alimentazione senza cereali resta ancora in paesi come la Cina, il Giappone, altri stati dell'Asia Orientale e in alcuni territori africani, dove non esiste la cultura del "pane" e il cibo si prepara al momento della consumazione escludendo a priori la lunga conservazione, una tra le cause che giustificano la presenza del glutine nei cibi di lunga durata. Nessuno si è mai posto la domanda: "Ma come fanno a conservarsi così a lungo (per mesi) latte, yogurt e succhi di frutta, in bellissime confezioni colorate, senza avariarsi?". ***Il glutine viene considerato un ottimo conservante ed è presente nei prodotti di lunga conservazione, nei coloranti e negli additivi alimentari.***

Gli emigranti che si sono trasferiti in Europa e che hanno adottato la dieta europea, con il passare del tempo, hanno cominciato ad avere patologie simili a quelle degli europei. Al contrario, coloro che hanno preservato le proprie tradizioni e abitudini alimentari, come per esempio i cinesi, sono riusciti a evitare varie patologie tipiche della popolazione occidentale.

Al giorno d'oggi viviamo con la diffusione delle informazioni in tempo reale e con la semplicità della comunicazione attraverso la rete, in un processo costante di globalizzazione, cosicché la nostra dieta è diventata "Dieta Universale".

Per far sì che il genere umano progredisca in buona salute, la "Dieta Globalizzata" deve essere senza glutine oppure avere il sostegno enzimatico adeguato.

TUTTI I POPOLI SONO UNITI NON SOLO DALLA STESSA ORIGINE, MA ANCHE DALLA MEDESIMA INTOLLERANZA AL GLUTINE.

L'intolleranza al glutine conferma la matrice comune del genere umano, a prescindere dalla razza.

PENSIERO DEMOCRATICO 12

LE ATTUALI PATOLOGIE AUTOIMMUNI FISIOLOGICHE, NEUROLOGICHE E GENETICHE SONO "ACQUISITE", COME CONSEGUENZA DEI DANNI DOVUTI ALL'INTOLLERANZA GENETICA DEL GENERE UMANO AL GLUTINE.

La celiachia e le malattie autoimmuni sono patologie acquisite come risposta all'azione tossica del glutine sul nostro organismo.

Il corpo umano non può assimilare geneticamente la gliadina, che, per via dell'assenza di un meccanismo di scomposizione corretta, diventa tossica non soltanto a livello fisiologico e neurologico, ma anche genetico.
In tal senso, la gliadina può definirsi una *sostanza genotossica*.

Gli *effetti dell'intolleranza genetica del genere umano alla gliadina* sono: la compromissione del sistema immunitario e dell'integrità fisiologica e neurologica nonché, come conseguenza, l'acquisizione di patologie autoimmuni e lo sviluppo successivo di varie malattie che si diversificano in base alla predisposizione genetica di ciascun individuo, con eventuali e possibili mutazioni dei geni causate dalla sua genotossicità.

Le *malattie rare* confermano la risposta individuale e particolare dell'organismo umano alla tossicità genetica della gliadina.

PENSIERO DEMOCRATICO 13

PER CONTINUARE IL PROPRIO PERCORSO EVOLUTIVO, L'UOMO DEVE ESCLUDERE IL GLUTINE DALLA PROPRIA DIETA.

L'intolleranza al glutine è genetica e appartiene a tutto il genere umano.

L'unica possibilità di progresso evolutivo per l'intera umanità è legata all'esclusione del glutine dalla propria alimentazione.

Età nostra – gioia nostra

Grazie alla dieta senza glutine, possiamo conservare al meglio la nostra salute fisica e mentale fino all'età di più di cent'anni! E tutto questo può accadere in una realtà non lontana: è sufficiente una sola generazione cresciuta con una dieta priva di glutine.

La gliadina, distruggendo l'intestino, compromette anche il sistema nervoso centrale. Non a caso, secondo la medicina tradizionale cinese, l'intestino viene considerato "il secondo cervello", non solo per la somiglianza esterna, ma soprattutto a causa della sua importanza per la salute fisiologica e neurologica dell'uomo.

Questa affermazione fa pensare che le *patologie di invecchiamento cerebrale prematuro* possano rientrare nella stessa casistica. Gli ultimi dati confermano tristemente i casi di comparsa precoce dei morbi di Alzheimer e Parkinson, che colpiscono sempre di più, rispetto al passato, la popolazione in età giovane.

VIVERE A LUNGO È BELLO, MA VIVERE A LUNGO SENZA MALATTIE È PIÙ IMPORTANTE.

I nostri piccoli "mici-amici"

Gli amici cani e gatti fanno parte della nostra vita, diventano membri delle nostre famiglie e li vogliamo sempre allegri e sani. Purtroppo, avendo il nostro medesimo sistema fisiologico, si ammalano come noi.

Negli ultimi vent'anni la loro alimentazione è stata, e continua a essere, di produzione industriale, ricca di carne e verdura, ma anche di glutine. Basti pensare alla numerosa presenza di supermercati dedicati esclusivamente alla vendita di prodotti, alimentari e non, per i nostri amici. Di conseguenza, tali animali di compagnia subiscono gli stessi effetti dannosi che subiamo noi, contraendo malattie similari.

Per evitare tutto ciò, dobbiamo nutrirli con *cibi naturali*, a base di verdure e carni, come accade per gli stessi in natura, con un piccolo avvertimento: *gli alimenti devono essere trattati termicamente.*

Non è ancora la fine

Questa

non è ancora la fine

dell'Era dei Cereali dell'umanità.

Grazie alla ricerca di alcuni scienziati finlandesi, è stato scoperto l'enzima che rende la gliadina assolutamente innocua per l'intestino. Basterà aggiungerlo negli alimenti che contengono glutine per continuare a godere dell'arte culinaria senza danneggiare la nostra salute?

E se, invece, scegliessimo di eliminare la gliadina dal glutine?

La nostra evoluzione, il cui scopo è a noi sconosciuto, non può finire con l'autodistruzione causata dal glutine.

Parafrasando il grande scrittore russo Michail Dostoevskij, per il quale "la bellezza salverà il mondo",

LA DIETA SENZA GLUTINE SALVERÀ L'UMANITÀ!

La mia esperienza personale ha confermato la tossicità della gliadina per l'organismo umano.

Con questo saggio non pretendo di aver trovato la verità assoluta, ma desidero attirare l'attenzione del pubblico, degli ambienti scientifici e di tutti i professionisti del settore su tale ipotesi, per approfondire, attraverso opportune ricerche, le risposte e le informazioni tuttora ancora poco chiare sulla tossicità della gliadina per la nostra salute.

N.K.

Youcanprint
Finito di stampare nel mese di febbraio 2020